BEI GRIN MACHT SICH IHR WISSEN BEZAHLT

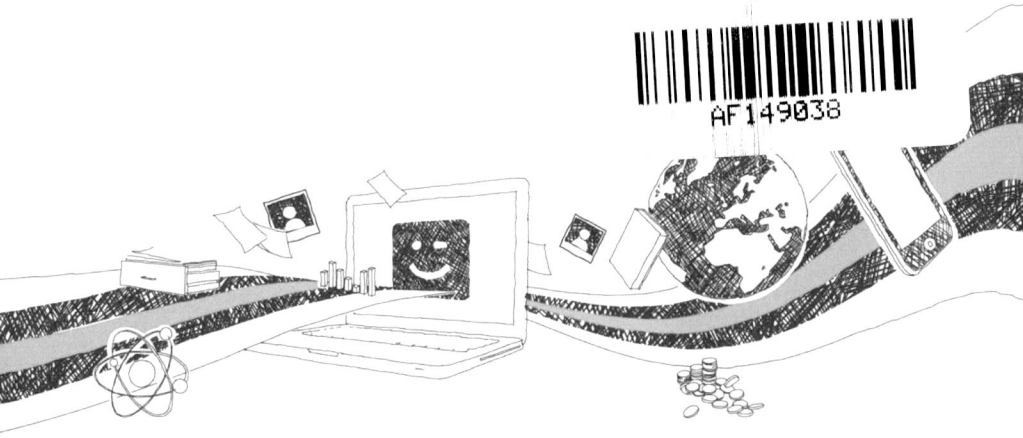

- Wir veröffentlichen Ihre Hausarbeit,
  Bachelor- und Masterarbeit

- Ihr eigenes eBook und Buch -
  weltweit in allen wichtigen Shops

- Verdienen Sie an jedem Verkauf

Jetzt bei www.GRIN.com hochladen
und kostenlos publizieren

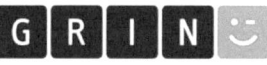

Bibliografische Information der Deutschen Nationalbibliothek:

Die Deutsche Bibliothek verzeichnet diese Publikation in der Deutschen National-
bibliografie; detaillierte bibliografische Daten sind im Internet über http://dnb.d-
nb.de/ abrufbar.

Impressum:

Copyright © 2016 GRIN Verlag, Open Publishing GmbH
Druck und Bindung: Books on Demand GmbH, Norderstedt Germany
ISBN: 9783668546332

Dieses Buch bei GRIN:

http://www.grin.com/de/e-book/376960/das-qualitative-interview-methoden-der-
sozialforschung

Janine Betz

Das qualitative Interview. Methoden der Sozialforschung

GRIN Verlag

Philosophisch- Theologische Hochschule Vallendar

Lehramtsstudiengang 3

Pflege

Seminar: Qualitative Methoden der Pflegeforschung

Modulabschlussprüfung Modul 7

Wintersemester 2016/17

Qualitative Methoden der

Sozialforschung

Das qualitative Interview

Janine Betz

5. Fachsemester, Bachelor of Education

27.03.2017

Inhaltsverzeichnis

1. Einleitung

Das Selbstverständnis der Pflege hat sich in den letzten beiden Jahrzehnten deutlich verändert. Die Pflege hat sich akademisiert und ist somit auf dem besten Wege eine Profession zu werden. Sie ist nicht länger nur der untergeordnete Hilfsberuf der Medizin, sondern ein eigenständiger und professioneller Dienstleistungsberuf, dessen Basis ebenso auf wissenschaftlichen Theorien und Modellen beruht.

Aus der auf den Menschen ausgerichteten Dienstleistung der Pflege und der daraus resultierenden Interaktion von Pflegenden und Umsorgten, ergeben sich verschiedenste Herausforderungen und Problemstellungen, deren Erforschung eine wissenschaftliche Herangehensweise unabdingbar machen. Doch nicht nur die zwischenmenschlichen Aspekte der Pflege, wie beispielsweise pflegeethische Herausforderungen, sondern auch gesellschaftliche Veränderungen, wie unter anderem der stetig wachsende Anteil der älterwerdenden Bevölkerung, fordern eine gründliche und professionelle Auseinandersetzung mit verschiedensten Thematiken der Pflege. Das Besondere der Pflegewissenschaft besteht darin, dass sie sich nicht eindeutig einer Kategorie zuordnen lässt, wie etwa die Medizin den Naturwissenschaften. Die Pflegewissenschaft enthält Aspekte von allen drei Wissenschaftsbereichen: den Naturwissenschaften, den Human- und Sozialwissenschaften und den Geisteswissenschaften. Diese drei Bereiche werden mittels Sozialforschung ergründet, durch welche der Forscher überhaupt erst zu wissenschaftlicher Erkenntnis gelangt.[1] Man unterscheidet dabei die quantitative von der qualitativen Sozialforschung. In angewandten Fachbereichen, wie der Pflegewissenschaft, gewinnt die qualitative Sozialforschung immer mehr an Bedeutung, denn durch sie lassen sich pflegewissenschaftliche Phänomene, bei denen das subjektive Erleben und die innere Gefühlswelt der Probanden oft im Mittelpunkt stehen, erklären. Das Augenmerk diese Hausarbeit liegt zunächst bei der Gegenüberstellung von quantitativer und qualitativer Forschung und anschließend bei einer zentralen Methode der Datenerhebung im Rahmen der qualitativen Forschung, dem Interview. Es soll herausgearbeitet werden, inwieweit sich die Methode des qualitativen Interviews dazu eignet, Phänomene, die täglich in Pflegeheimen stattfinden, zu erforschen.

---

[1] Vgl. Mayer, 2015: S.24

2. Quantitative und qualitative Sozialforschung im Vergleich

Der quantitative Forschungsansatz hat das Ziel bereits bestehende Hypothesen entweder zu bestätigen oder zu widerlegen.[2] Die Vorgehensweise dabei ist meist statisch. Das heißt alle Fragen stehen im Vorfeld fest und auch die Antworten der Probanden sind nie frei formuliert, sondern stets aus verschiedenen Antwortmöglichkeiten ausgewählt.[3] idealtypischerweise erfolgt der quantitative Forschungsprozess im deduktiven Stil, welcher die Logik und Vorgehensweise der naturwissenschaftlichen Forschung verfolgt.[4] Die Methoden der quantitativen Sozialforschung eigenen sich besonders gut, um verallgemeinerbare Ergebnisse für eine Grundgesamtheit zu generieren. Die Ergebnisse sind daher meist objektiv und vergleichbar. Der entscheidende Vorteil der Empirie ist, dass jegliche Erkenntnis aus unmittelbar gewonnenen Eindrücken abgeleitet wird. Gleiche Erfahrungen und Gegebenheiten hinterlassen jedoch bei unterschiedlichen Menschen einen unterschiedlichen Eindruck. Daraus lässt sich schließen, dass jeder Erfahrung, die wir machen, immer auch eine subjektive Komponente innewohnt. Der Mensch kann also nicht als eine Art Forschungsobjekt angesehen werden, das der Untersuchung dient, denn seine Erfahrungen können nie losgelöst von seiner Persönlichkeit betrachtet werden.[5] Zum besseren Verständnis ein Beispiel: Im Altenheim Mustermann wird den dort lebenden Senioren und Seniorinnen ein Fragebogen ausgeteilt, auf dem sie ihrer Zufrieden- oder auch Unzufriedenheit hinsichtlich der angebotenen Beschäftigungsmöglichkeiten Ausdruck verleihen können. Die betagten Damen und Herren sollen hier beispielsweise auf einer Skala von null bis zehn ankreuzen, wie abwechslungsreich und zufriedenstellend sie die angebotenen Aktivitäten finden. Befragungen wie diese sind uns geläufig. Sie sind eine klassische Methode der Datenerhebung der quantitativen Sozialforschung. Der Proband bekommt eine geschlossene Frage gestellt und gibt darauf eine Antwort, die der Interviewer im Anschluss einer bestimmten Kategorie zuordnet. So kann durch die Methode der Stichprobenbefragung des einzelnen eine verallgemeinerbare Aussage getroffen werden: Die Umfrage ergibt, dass 22 % aller Bewohnerinnen und Bewohner des Altenheims Mustermann zufrieden und 78% unzufrieden mit der Freizeitgestaltung des Hauses sind. Was jedoch offen bleibt ist die Frage nach dem „Warum". Was sind die Beweggründe der Probanden? Sind die Aktivitäten nicht

---

[2] Vgl. Studi-lektor.de
[3] Vgl. Studi-lektor.de
[4] Vgl.Mayer, 2015: S. 83
[5] Lamnek, 2010: S.30

abwechslungsreich genug? Findet Bewohnerin xy die Angebote zu langweilig? Sind die Spiele für Herrn z zu schwierig? Dies sind Fragen, derer sich Sozialforscher mit Hilfe qualitativer Datenerhebungsmethoden nähern. Die qualitative Forschung bemüht sich darum, zwischenmenschliche Phänomene zu verstehen und die individuelle Ebene wird in den Mittelpunkt gerückt. Ein zentrales Instrument der Datenerhebung der qualitativen Methoden ist das Interview.

3. Das qualitative Interview

Die mündliche Befragung, welche sich durch „planmäßiges Vorgehen mit wissenschaftlicher Zielsetzung auszeichnet"[6], ist in der qualitativen Sozialforschung eine beliebte Methode der Datenerhebung. Mit dem nicht standardisiertem Interview, welches sich durch einen besonders offenen, kommunikativen Charakter auszeichnet, lassen sich Erlebnisse, Erfahrungen, Meinungen oder Gefühle der Probanden in Erfahrung bringen.[7] Die Methode der mündlichen Befragung eignet sich in oben genanntem Beispiel des Altenheims Mustermann besonders gut, da hiermit folgenden Fragen nachgegangen werden kann: „Sind Sie zufrieden mit der Freizeitgestaltung des Hauses? Aus *welchen Gründen* sind Sie zufrieden/unzufrieden? Was könnte besser laufen?"

Denn das qualitative Interview zeichnet sich durch verschiedene Merkmale aus, die für eine Art Vertrauensbasis zwischen Forscher und Befragtem sorgen. So ist es, wie bereits kurz erwähnt, nicht standardisiert, d.h. „… die Situation soll weiniger eine Frage-Antwort-Situation darstellen, sondern ein freies Gespräch oder eine Erzählsituation"[8], bei der der Interviewer lediglich einen „Gesprächsleitfaden"[9] benutzt und somit keine starre Reihenfolge der Fragen einhält.[10] Ebenso eines dieser Merkmale ist die offene Art der Fragen,[11] bei denen dem Probanden keine Antwortmöglichkeiten zur Auswahl gestellt werden, sondern erwünscht ist, dass er frei und nach seinem Belieben über den zu forschenden Gegenstand erzählt. Die Rolle des Interviewers ist dabei passiv, sein Kommunikationsstil „weich"[12], was bedeutet,

---

[6] Mayer, 2015: S. 205
[7] Mayer, 2015: S. 205f.
[8] Mayer, 2015: S. 207
[9] Mayer, 2015: S. 210
[10] Vgl. Ebenda
[11] Vgl. Ebenda
[12] Vgl. Ebenda

dass sich der Forscher empathisch und wertschätzend zeigt und somit zum Ausdruck bringt, dass sein Interesse nicht nur der Forschungsarbeit, sondern auch der Persönlichkeit des Befragten gilt.[13] Das qualitative Interview findet außerdem meist in Form von Einzelbefragung[14] statt, da sich der Proband gegenüber dem Forscher öffnen und seine innere Befindlichkeit ohne Scham vor einer großen Gruppe zum Ausdruck bringen soll. Betrachtet man diese Merkmale, durch die sich das qualitative Interview auszeichnet, könnte die Frage aufkommen, ob es sich hierbei nicht eher um ein Alltagsgespräch handelt, bei dem Interviewer und Proband über selbst gewählte Themen „plaudern", als um wirkliche Forschungsarbeit. Dem ist nach Mayer aber entgegenzuwirken: „Das qualitative Interview ist eine Methode zur Datenerhebung innerhalb des naturalistischen Paradigmas, des qualitativen Forschungsansatzes, und somit dessen Grundprinzipien verpflichtet".[15] Das bedeutet dass das qualitative Interview an gewisse Grundprinzipien gebunden ist, die erfüllt werden müssen:

- Prinzip des Alltagsgesprächs
- Prinzip der Zurückhaltung durch die Forscherin
- Prinzip der Relevanzsysteme der Betroffenen
- Prinzip der Kommunikativität
- Prinzip der Offenheit
- Prinzip der Flexibilität
- Prinzip der Prozesshaftigkeit
- Prinzip der datenbasierten Theorie [16]

Aufgrund des selbsterklärenden Charakters der oben genannten Prinzipien und der sich aus den formalen Vorgaben ergebenden, begrenzten Seitenanzahl, wird an der Stelle nicht tiefergreifend darauf eingegangen.

Erwähnenswert ist an dieser Stelle, dass es verschiedene Formen des qualitativen Interviews gibt. Einige der populärsten sollen im Folgenden genauer erläutert werden.

---

[13] Vgl. Lamnek, 2010: S. 313
[14] Vgl. Lamnek, 2010: S. 312
[15] Mayer, 2015: S. 288f.
[16] Lamnek, 2010: S. 320f

3.1 Narratives Interview

Die hauptsächlich von Fritz Schütze entwickelte Form des qualitativen Interviews ist aus der „…Biografieforschung entstanden"[17] und hat primär einen erzählenden Charakter. Sie ist „…die offenste von allen Interviewformen"[18].Es geht darum, dass der Befragte frei von seinen Erlebnissen und Gefühlen spricht. Der Interviewer nimmt dabei eine sehr passive Rolle ein, er hat hauptsächlich die Aufgabe der „…Erzählstimulierung"[19] und soll somit den Probanden ermutigen seine Geschichte zu erzählen.[20] Dabei geht der Interviewer ohne Leitfaden vor.[21]Das narrative Interview lässt sich in fünf Phasen differenzieren: In der *Erklärungsphase* werden dem Befragten die Rahmenbedingungen des Interviews, wie zum Beispiel die Anonymität oder die Aufzeichnung des Gesprächs, erläutert.[22] Ziel ist es, dass sich die beiden Gesprächspartner aufeinander einstimmen und eine offene Athmosphäre geschaffen wird.[23] Die *Einleitungsphase* beinhaltet die offen gestellte Initialfrage, die den Probanden dazu anregen soll, frei über das zu erforschende Thema zu sprechen.[24] Die anschließende *Erzählphase* ist der Hauptteil des narrativen Interviews. Der Befragte berichtet völlig frei und ungezwungen von seinen individuellen Erfahrungen und Gefühlen. Der Interviewer hört aktiv zu, bestärkt seinen Gesprächspartner durch aufmunternde, verbale Äußerungen oder nonverbale Gesten.[25] Rückfragen oder Kommentare sollen in dieser Phase noch vermieden werden, diese finden im nächsten Schritt, der *Nachfragephase* Verwendung. An dieser Stelle kann der Interviewer unklare Sachverhalte aufgreifen und den Befragten bitten, diese etwas genauer zu erläutern.[26] Im letzten Abschnitt des narrativen Interviews, der *Bilanzierungsphase*, können beide Gesprächspartner gemeinsam ein Resümee hinsichtlich ihrer Motivation, Intention und der Bilanz, dem Sinn dieser Geschichte, ziehen.[27]

---

[17] Mayer, 2015: S. 211
[18] Mayer, 2015: S. 211
[19] Mayer, 2015: S. 212
[20] Ebenda
[21] Vgl. Mayer, 2015: S.211
[22] Lamnek, 2010: S. 327f.
[23] Vgl. Lamnek, 2010: S. 327
[24] Vgl. Mayer, 2015: S. 211
[25] Vgl.Lamnek, 2010: S. 328
[26] Ebenda
[27] Ebenda

Das narrative Interview kann also dann angewendet werden, wenn es um Themen geht, die „…einen starken Bezug zum eigenen Erleben und Handeln aufweisen und dramatische Sequenzen beinhalten".[28]

3.2 Episodisches Interview

Im Grunde besteht ein episodisches Interview abwechselnd aus offenen Erzählaufforderungen, durch welche episodisches Wissen zu Tage befördert werden soll und präzisierenden, argumentativ orientierten Befragungen, die semantisches Wissen hervorheben sollen.[29] Die Erzählaufforderungen visieren in der Regel einen kleineren Ausschnitt aus dem Leben des Befragten an bzw. grenzen das Befragungsthema stärker ein, als es bei dem narrativen Interview der Fall ist. „Ziel des episodischen Interviews ist es, der Interviewpartnerin die Möglichkeit zu geben, Erfahrungen darzustellen (in allgemeiner, vergleichender Form etc.) und gleichzeitig die entsprechenden Episoden und Geschichten dazu zu erzählen".[30] Augenmerk wird an dieser Stelle auch auf Meinungen und Einstellungen der befragten Person gelegt. Der Interviewer entwickelt sich hierzu vorab einen Gesprächsleitfaden, der „…Fragen und Erzählaufforderungen zu all jenen Aspekten und Bereichen enthält, die die Interviewerin erforschen möchte".[31]

---

[28] Mayer, 2015: S. 212
[29] Vgl. Mayer, 2015: S.213
[30] Mayer, 2015: S. 213
[31] Mayer, 2015: S. 213, zitiert nach Flick, 2002

3.3 Problemzentriertes Interview

Der deutsche Psychologe Andreas Witzel entwickelte diese Form des qualitativen Interviews.[32] Es geht um die persönliche Sichtweise der Befragten zu bestimmten Problemstellungen innerhalb der Gesellschaft.[33] Zwar sind die Antworten des Befragten frei formuliert, dennoch bedient sich der Interviewer hier einem Leitfaden, auf den er immer wieder zurückkommt.[34] Das problemzentrierte Interview findet bei Fragestellungen Verwendung, „…die keinen rein explorativen Charakter haben (d.h. bei Problemen, über die bereits etwas bekannt ist)"[35]

3.4 Interviewleitfaden

„Der Interviewleitfaden ist eine Gedächtnisstütze für den Interviewer".[36] An dieser Stelle möchte ich das Beispiel des Altenheims Mustermann noch einmal aufgreifen: Um aussagekräftige Informationen über die Befindlichkeit und das subjektive Erleben der Bewohnerinnen und Bewohner hinsichtlich der Freizeitgestaltung des Hauses zu erlangen, ist es unabdingbar durch qualitative Methoden die *Gründe* für die vorherrschende Unzufriedenheit herauszufinden. Diese können mittels einem problemzentrierten Interview hervorragend ermittelt werden. Falls im Vorfeld keine quantitative Umfrage stattgefunden hat und die überwiegende Unzufriedenheit der Bewohner noch nicht bekannt ist, kann an dieser Stelle das episodische Interview angewendet werden, denn hierbei finden die persönlichen Meinungen und Einstellungen der Bewohner Anklang. Mittels diesen beiden Interviews kann ausführlich reflektiert werden, was hinsichtlich der angebotenen Freizeitgestaltung im Heim Mustermann lobenswert ist oder optimierungsbedarf hat. Zur Veranschaulichung ein Beispiel für einen Gesprächsleitfaden, der in einem problemzentrierten oder auch episodischen Interview zum Einsatz kommen könnte:

---

[32] Vgl. Mayer, 2015: S. 214
[33] Vgl. Ebenda
[34] Vgl. Ebenda
[35] Mayer, 2015: S. 215
[36] Mayer, 2015: S. 217

Vorab:
- ✓ Einverständniserklärung einholen
- ✓ Nochmals Intention und Ablauf erklären
- ✓ Anonymität betonen
- ✓ Tonband einschalten

Einstiegsfrage:
- *Wie geht es Ihnen mit den angebotenen Freizeitaktivitäten hier im Hause?*

Merkhilfen und Alternativfragen:
- *Wie würden Sie den Schwierigkeitsgrad der angebotenen Aktivitäten bezeichnen*
- *Wie würden Sie die Abwechslung der angebotenen Aktivitäten bezeichnen?*
- *Wie werden Sie über bestehende Angebote informiert?*
- *Wie gelangen Sie an die Orte, an denen die Beschäftigungen stattfinden?*
- *Welche Angebote würden Sie sich wünschen?*

Schlussfrage:
- *Was möchten Sie bezüglich dieses Themas noch anmerken?*

➢ Bedanken für das Gespräch und Überleitung zu Angaben zur Person:

Allgemeine Daten:
- Dauer des Aufenthalts im Altenheim Mustermann
- Pflegestufe/Pflegebedürftigkeit
- Alter des Probanden
- Geschlecht des Probanden

Quelle: Mayer, 2015: S. 217 und eigene Erhebungen

Durch einen solchen Gesprächsleitfaden gelingt es dem Interviewer den Überblick über die zu erforschende Fragestellung zu behalten. Die Einstiegsfrage ermöglicht es dem Probanden, in dem Fall Frau xy, frei über ihr aktuelles Empfinden zu berichten. Da der Interviewer vorher nicht weiß, ob Frau xy eine gesprächige oder vielleicht eher eine verschlossene Kommunikationspartnerin ist, kann er in letzterem Falle auf seine vorher formulierten Alternativfragen ausweichen, durch welche das Gespräch in Gang gebracht wird. Dies liegt darin begründet, dass die Merkhilfen und Alternativfragen offen formuliert sind, Frau xy kann sie nicht ausschließlich mit „ja" oder „nein" beantworten.

4. Auswertungsmethoden qualitativer Interviews

Um die erhobenen Daten in irgendeiner Form „greifbar" und damit auch analysierbar und interpretierbar zu machen, müssen sie mit adäquaten Methoden ausgewertet werden. Diese Auswertung lässt sich in vier Phasen unterteilen.[37]

Der erste Schritt ist die *Transkription*, bei der alle gesammelten Daten, die sich dann meist auf Tonträgern o.ä. befinden, verschriftlicht werden. Da es sich hier um ein lebhaftes Gespräch handelt und nicht nur um einen stupiden Frage-Antwort-Dialog, ist dies eine komplexe Aufgabe.[38] Denn es muss nicht nur das tatsächlich Gesprochene niederschrieben werden, sondern auch nonverbale Aspekte müssen berücksichtigt werden, die maßgeblich zur Interpretation des Interviews beitragen können.[39] Am Anschluss dessen wird das Transkript noch einmal mit den Tonbandaufnahmen verglichen, eventuelle Tippfehler oder Missverständnisse werden korrigiert.[40] Nachfolgend beginnt die zweite Phase, die *Einzelanalyse,* in der der abgeschriebene Text auf seine wichtigsten Inhalte gekürzt wird.[41] Die gekürzte Fassung des Transkriptes wird anschließend analysiert und von dem Interviewer interpretiert und kommentiert.[42] Die Besonderheiten und das Allgemeine dieses Interviews werden festgehalten.[43] „In Phase drei der Auswertung, der *generalisierenden Analyse*, blickt man über das einzelne Interview hinaus, um zu allgemeineren (theoretischen) Erkenntnissen zu gelangen".[44] In diesem Schritt werden die Unterschiede und Gemeinsamkeiten festgehalten, die in mehreren Interviews aufgetreten sind.[45] In der vierten und letzten Phase der Auswertung, der Kontrollphase, findet eine letzte Nachprüfung der mehrmals gekürzten Aussagen statt. Fehlinterpretationen sind bei dem laufend verringerten Material nicht auszuschließen. Dieser letzte Schritt kann entweder als Selbst- oder Fremdkontrolle durchgeführt werden.[46] In der Teamarbeit ist es selbstverständlich erwünscht und lohnenswert gemeinsam über Interpretationen zu diskutieren.[47]

---

[37] Vgl. Lamnek, 2010: S. 367
[38] Vgl. Lamnek, 2010: S. 367
[39] Vgl. Ebenda
[40] Vgl. Lamnek, 2010: S. 368
[41] Vgl. Ebenda
[42] Vgl. Ebenda
[43] Vgl. Ebenda
[44] Lamnek, 2010: S. 368
[45] Vgl. Lamnek, 2010: S. 368
[46] Vgl. Ebenda
[47] Vgl. Ebenda

Die Auswertung von qualitativen Interviews und damit „… der Prozess der Interpretation ist durch die persönliche Deutungskompetenz des Forschers und durch seine Eindrücke von den jeweiligen Interviews beeinflusst".[48]

5. Fazit

Diese Arbeit hat aufgezeigt, dass sich die qualitative Forschung in besonderem Maße dazu eignet, alltägliche Phänomene in der Pflege zu erforschen. Sie findet besonders dann Einsatz, wenn es um die Forschung am und mit dem Menschen, seinem subjektiven Erleben, seiner inneren Gefühlswelt und seinen Haltungen geht. Die Sozialforschung hat durch den Einsatz von qualitativen Methoden in jedem Fall an Offenheit gewonnen. Offenheit für das untersuchte Phänomen und die daran beteiligten Menschen. Ohne Zweifel kann qualitative Forschung daher Ergebnisse liefern, die näher am Alltag und an drängenden praktischen Fragen orientiert sind als dies bei quantitativen Untersuchungen in der Regel der Fall ist. Damit hängt auch der Vorzug der qualitativen Forschung zusammen, dass der Kontext untersuchter Phänomene nicht ausgeblendet oder kontrolliert, sondern als wichtiger Bestandteil in den Forschungsprozess integriert wird. Auch dies macht die praktische Brauchbarkeit erzielter Ergebnisse im Allgemeinen größer. Bei der Methode des qualitativen Interviews muss besonders das erwünschte Vertrauensverhältnis zwischen den beiden Gesprächspartnern hervorgehoben werden, durch welches der Interviewer an Informationen gelangt, die dem distanzierten quantitativen Interviewer stets verborgen blieben würden.

Die rege Interaktion zwischen Interviewer und Befragtem hat jedoch nicht ausschließlich Vorteile. Sie kann ebenso kritisch betrachtet werden, denn der Interviewer hat hier eindeutig die Möglichkeit das Gespräch in eine bestimmte Richtung zu lenken, den Befragten zu manipulieren oder die Auswertung zu verzerren. Ebenso ist die subjektive Auffassung des Interviewers bedenklich. Es ist nicht auszuschließen, dass das gleiche Gespräch, mit dem gleichen Befragten, wenn es von einem anderen Forscher durchgeführt würde, zu einem differenzierten Ergebnis kommen könnte.

Abschließend lässt sich festhalten, dass die Methode der Forschung, ob quantitativ oder qualitativ, immer von dem zu erforschenden Gegenstand abhängig ist. Ich möchte jedoch an dieser Stelle anmerken, dass ich die Methode der qualitativen Forschung als äußerst sinnvoll erachte, wenn es darum geht, menschliche Phänomene, wie sie in der Pflege alltäglich zu beobachten sind, in ihrer Ganzheitlichkeit zu ergründen.

---

[48] Lamnek, 2010: S. 371

6. Quellenverzeichnis

Lamnek, S. (2010). Qualitative Sozialforschung. Lehrbuch. 5. Auflage. Weinheim, Basel: Beltz.

Mayer, H. (2015). Pflegeforschung anwenden. Elemente und Basiswissen für das Studium. 4. Auflage. Wien: Facultas.

Dr. Petra Scheibler: „Qualitative versus quantitative Forschung" unter: https://studi-lektor.de/tipps/qualitative-forschung/qualitative-quantitative-forschung.html (Stand: 26.03.2017, 19:03 Uhr)

BEI GRIN MACHT SICH IHR WISSEN BEZAHLT

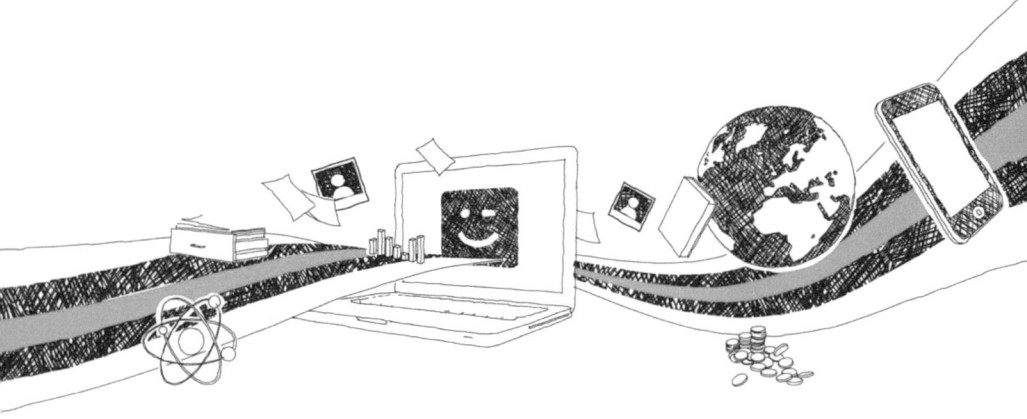

- Wir veröffentlichen Ihre Hausarbeit,
  Bachelor- und Masterarbeit

- Ihr eigenes eBook und Buch -
  weltweit in allen wichtigen Shops

- Verdienen Sie an jedem Verkauf

Jetzt bei www.GRIN.com hochladen
und kostenlos publizieren

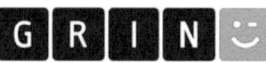